pourquoi ça fait mal ?

ISBN 2-84420-361-2

Loi n° 49-956 du 16 juillet 1949 sur les publications destinées à la jeunesse
Maquette : Bärbel Paulitsch-Müllbacher

pourquoi ça fait mal ?

Rachel Hausfater

Roman

Illustration de couverture
d'Antoine Guilloppé

EDITIONS
THIERRY
MAGNIER

Quand elle était petite, Rachel Hausfater voulait être clown et écrivain. Maintenant qu'elle est soi-disant grande, elle est professeur et écrivain. Cherchez l'erreur…

Elle est née en 1955 près de Paris et a eu une enfance heureuse malgré l'ombre de la guerre. Son adolescence a été tumultueuse et l'a poussée à voyager pendant plusieurs années sur les routes du monde à la recherche de… elle ne sait toujours pas quoi. Elle a vécu en Allemagne, aux États-Unis et en Israël. Après avoir exercé des métiers très divers, elle s'est finalement tournée vers l'enseignement. Elle est professeur d'anglais dans un collège de Bobigny. Elle a trois enfants, extrêmement beaux et intelligents. Elle écrit le soir mais pense nuit et jour à ses livres…

Le Chemin de fumée, éd. Seuil Jeunesse, 1998, 2004.
Viola violon, éd. Flammarion (coll. Castor poche), 2000. (Prix des Jeunes Lecteurs de la ville de Casablanca, 2001)
La Danse interdite, éd. Thierry Magnier, 2000 (Prix Enfantaisie 2000, organisé par l'hebdomadaire *Construire* et la fondation La Joie de lire, en Suisse).
De Sacha à Macha, avec Yaël Hassan, éd. Flammarion (coll. Castor Poche), 2001.
Fugue en mineure, éd. Thierry Magnier, 2001.
L'École des gâteaux, éd. Casterman, 2001.
Le Petit Garçon étoile, éd. Casterman, 2001.
Je ne joue plus, éd. Casterman, 2002.
Petit roman portable, avec Yaël Hassan, éd. Hachette, 2002.
Gigi en Égypte, éd. Casterman, 2003.
Le garçon qui aimait les bébés, éd. Thierry Magnier, 2003.
Moche, éd. Flammarion (coll. Tribal), 2004.

Dès ses yeux

Le sale bus, dehors il pleut. Je suis en retard, déjà fatiguée, accablée de monotonie. Et ce n'est que le matin. Et ce n'est que novembre. Ma vie comme éteinte, mon humeur si grise. Tout fermé, tout noir.

Et puis lumière. Éclair. Flash.

Et puis soleil : ses yeux.

Là-bas, au fond du bus, éclatants au milieu des ombres incolores, brillent des yeux différents, me vrillent ses yeux brûlants. Oh. Je croise son regard, mais croiser, c'est pas assez. Je veux tomber dedans, je veux nos yeux collés.

Déjà il regarde ailleurs, il balaie le

dehors, qui cherche-t-il qui n'est pas moi ? Allons, ce n'était qu'un rêve. Car personne de si beau ne me regarde moi. Il m'a oubliée, je n'existe plus, sans ses yeux je perds mes couleurs et m'évanouis.

Mais il tourne la tête et me revient, cette fois nos yeux se choquent, ça fait comme une décharge, un coup de tonnerre, pourquoi les gens ne se retournent-ils pas ? C'est trop et je me détourne puis retourne à lui qui à son tour me fuit, me retrouve et…

… le bus s'arrête et ma vie s'arrête. Il descend et pas moi, il me quitte et j'ai froid. Par la fenêtre en larmes je le regarde qui encore me regarde, le bus redémarre et mon cœur aussi, parce que dans la pluie qui ruisselle je crois qu'il m'a souri.

Mais jamais je ne le reverrai ?

Je file chercher un billet de retard au bureau des surveillants. Motif : j'ai raté mon bus. J'ai pris le suivant, un que je ne prends jamais, et dedans il y avait ses yeux. Qui sont peut-être tous les matins dans le bus du retard.

Demain, je serai en retard.
Demain, je le reverrai ?

Oui.

Il est là, sans pluie, avec ses yeux qui me reconnaissent. Ils sont chauds ses yeux du matin que je connais déjà par cœur, parce que toute la nuit je les ai dessinés, toute la nuit je les ai regardés.

Et les regarde à nouveau, eux mes amis, et aussi sa bouche qui me sourit, un peu, et moi je lui réponds de tous mes yeux et de toute ma bouche et puis je fonce me mettre à l'abri à l'autre bout du bus, trop peur des brûlures, de l'espoir fou, des vagues qui se soulèvent dans ma poitrine et qui pourraient me faire crier.

Et quand il descend, j'essaie de clouer mes yeux aux siens et j'y parviens, parce qu'il ne me quitte pas de la journée.

Chaque matin maintenant je prends le bus du retard. Quand ça roule bien j'arrive juste à temps au lycée. Les autres jours je cours comme une dératée pour grignoter quelques minutes, ça marche parfois car des ailes m'ont poussé. Sinon retard, et retard, et encore retard. Jusqu'à quand ? Les surveillants, les profs, mes parents râlent mais moi je jubile. Car dans le bus du retard, je suis toujours à l'heure de mon rendez-vous.

Jour après jour j'apprends le reste de lui, je découvre tout son lui. Ses yeux brûlants sont noirs, sa bouche fait un dessin tendre, son nez est fier, ses cheveux bruns bouclent un peu, sa peau est douce, ça se voit qu'elle est douce. Sous son gros blouson ses épaules se reposent à l'aise et ses jambes sont fortes dans son jean usé. Sa main qui tient la barre est belle, une main d'homme. Mais son sourire timide est celui d'un petit.

Et lui, que voit-il de moi ? Il me contemple tellement que je me sens jolie. Sous son regard engrais je pousse, m'épanouis. Il me voit moi, il me voit mieux. Mes yeux se font plus verts, mes cheveux frisent souples, ma bouche sourit toute seule et quand mon cœur bat fort, tout mon corps se soulève et va à sa rencontre.

Je ne me réfugie plus au fond du bus, je rôde en face de lui qui rôde en face de moi. On dirait qu'il m'attend autant que je l'attends. Entre nous palpite un espace compact, vibrant, magnétique. Je sens sans le toucher son corps aimant tout près, qui me caresse de loin, qui me parle et m'appelle.

Et puis un beau matin, un cahot malicieux nous projette l'un sur l'autre. C'est comme un sacrilège, le toucher, lui, l'intouchable ! C'est si bref ce contact, tout de suite terminé, mais quand même j'ai senti qu'il était chaud et fort, et qu'il était vivant. « Pardon », me dit-il et sa voix est la bonne, et moi je dis « Désolée » et ma voix tremble un peu. Après il faut sourire et il faudrait parler, mais on ne sait pas quoi dire parce qu'on n'ose pas parler. Nos regards sont gênés, il reste du toucher entre nous, comme des fils vite tissés qui veulent nous resserrer.

Mais son arrêt arrive et il craque notre bout de tissu, ça fait une déchirure et je me sens toute nue. Il descend à regret et je reste seule, désolée, sans lui pour se cogner à moi, sans lui debout devant, que je pourrais toucher si j'osais si j'osais.

Aujourd'hui c'est mon anniversaire.

Aujourd'hui je vais lui parler. Parce que je le veux dans mon année.

Mais dans le bus de ce matin, il n'y a que son absence, qui me gifle. Il m'a oubliée, aujourd'hui, entre tous les jours !

Je ne voulais que ce cadeau : son sourire. J'avais si bien préparé mes mots… Mais pas là, et je ne veux plus vivre. Plus grandir. Je suis déjà si vieille, cent ans de solitude. Mon soleil est éteint, j'ai mal dans la poitrine. Je ne peux pas croire qu'aujourd'hui soit si seul. Mais c'est ma vie comme ça, toujours je serai seule.

Toute la journée je rumine ma frustration. Le soir je me force à faire la gaie, ma famille est tendre, les cadeaux agréables, le gâteau au chocolat. Mais mon cœur a mal.

Le lendemain je ne veux pas regarder s'il est là, voir qu'il n'est pas là, saigner encore si fort. Je monte tête baissée… et me cogne à son ombre. Je lève les yeux sur lui qui existe après tout. Il a un gros cache-nez et les yeux fatigués, il tousse mon pauvre petit, je voudrais le soigner. Alors c'est ça, la vérité ! Il n'était que malade, il ne m'a pas laissée, et j'ai envie de danser.

On va dire que mon anniversaire n'est pas encore fini.

C'est aujourd'hui seulement que j'ai mes dix-sept ans.

Parce que dans le bus du retard, il y avait mon cadeau en retard !

Dans ses mots

Chaque jour je l'ai à moi, mais juste pour dix minutes, juste un tout petit bout, et ça ne me fait pas assez. Après, plus lui pour toute la journée, ne me reste que mon manque creux et vide, affamé. À quoi me raccrocher et en quoi espérer ?

C'est un garçon du bus, c'est tout ce que je sais de lui. Je ne le connais pas, ne l'ai vu que debout. J'aimerais voir son corps dans d'autres positions. Allongé ou plié, assis ou étiré, en mouvement en marchant, pas seulement cahoté.

Il n'est que du matin et je ne sais rien de son lui de journée, son lui de soir de nuit. Je ne peux qu'imaginer. Comment il est très tôt, avant notre entre-vue, quand il sort de sa douche, quand il boit son café (y voit-il mon reflet ? y lit-il notre avenir ?). Comment il est le jour en cours à écouter. Se prend-il à rêver ? Suis-je quelque part cachée dans ses journées ? Je ne pense qu'à lui, mais lui, me pense-t-il ? Est-ce qu'il m'emporte partout, comme moi, en kangourou ? Est-ce qu'il parle à des gens, est-ce qu'il regarde les filles ? Est-il renfermé, torturé ou très gai ? Comment est-il le soir quand les ombres s'enlacent ? Comment est-il la nuit quand il s'allonge et part, rêve-t-il de moi, me voit-il dans son noir ?

Moi je n'ai plus que lui, jour et nuit plus que lui, à rêver, espérer, à attendre, à l'appeler. Et à souffrir de manque comme une pauvre droguée. Je n'ai droit qu'à une dose quotidienne, chichement dispensée, dix minutes d'extase et après le malheur, un petit déjeuner, après, c'est jour de jeûne, un bain bien chaud bouillant puis grand grelottement. Jusqu'au lendemain matin à attendre ma prise, à attendre l'été, le festin, mon amour.

Pourquoi que le matin ? Je commence toujours tôt, lui aussi semble-t-il. Je finis souvent tard, et lui, quand rentre-t-il ? Pourquoi n'est-il jamais dans mon bus du soir ? Parce qu'il ne rentre pas ? Parce qu'il vit d'autres vies ? Parce qu'il finit trop tôt ? Ou parce que tout simplement il prend le bus d'avant ?

Mais pas ce soir. Ce soir, il prend le mien, il prend son bus en retard. Quand à l'arrêt il monte et me voit dans le soir, ses yeux tout de suite me prennent et mon cœur crépite. Tellement qu'il faut parler, que je lui dis bonjour, que je ne peux plus bouger et qu'il parle à son tour.

On dit des petits mots, on regarde nos pieds, on échange nos prénoms, le nom de notre lycée. On remarque qu'il fait froid, qu'il fait sombre, qu'il est beau… mais ça je ne le dis pas, je le garde pour moi. Je descends comme en rêve, je ne marche pas je vole, j'ai envie de chanter, d'embrasser le monde entier. Parce qu'il parle ce garçon, et parce qu'il m'a parlé, qu'il n'existe pas qu'en yeux, qu'il a une voix bien chaude et qu'elle m'a cajolée.

Il s'appelle Mika.

Le soir dans mon lit je lui fais répéter tout le peu qu'il m'a dit, et comment il l'a dit. C'était une chanson, une prière, une caresse. C'était sa voix vers moi, je ne veux pas qu'elle cesse.

Chaque matin bonjour, des nouvelles, des riens. Et chaque soir bonsoir et comment s'est passée la journée. Il m'explique ses cours, pleins de chiffres, de graphiques, je pose de petites questions, fais mine d'écouter, prends l'air très inspiré de celle qui comprend tout. Mais en vrai je me laisse bercer par la chanson de sa voix et contemple ses lèvres qui s'étirent, ses dents blanches et mouillées, ses yeux si passionnés, son visage animé. Je le regarde parler au lieu de l'écouter.

Mais lui m'écoute vraiment. Je lui raconte mes cours pleins de mots et d'idées, il fronce les sourcils et opine très sérieux. Il regarde dehors, est-ce pour mieux se concentrer ? Ou parce que je l'ennuie, que je l'ai déjà lassé ? Alors je dérape et dis n'importe quoi, surpris il sursaute et son regard revient à moi, il veut que je répète parce qu'il ne comprend pas. Je ris, soulagée, et je continue mes bêtises car lui aussi il rit. J'aime mieux qu'il rie de moi plutôt qu'il ne m'oublie.

Le vendredi on se quitte jusqu'au lointain lundi. Pendant ces deux jours maigres je ronge avidement les miettes un peu rassises, un peu réchauffées, tombées de nos mini-festins quotidiens. Je n'ai que ça à me mettre sous la dent. C'est peu mais ça me tient quand même au corps. Suffisamment pour que je me dise que tout ce beau temps-là ça ne fait pas rien du tout, que lundi reviendra et qu'il se décidera, qu'il me faut croire en lui, qu'il me faut y croire.

Mais Noël approche, rien ne change et j'ai peur des vacances. Quinze jours sans école, sans bus et sans lui. Comment vais-je traverser ces deux semaines glacées, où tous vont festoyer, s'empiffrer, se gâter ?

Et moi je serai en deuil, à la diète, démunie, parce que je ne verrai plus mon amour du bus.

Va-t-il se transformer en bon Père Noël ? Proposer qu'on se voie en cette fin d'année, et qu'on commence ensemble un bout de l'année prochaine ? Va-t-il m'offrir son numéro de téléphone, dire que je peux l'appeler, que je dois, que je vais ?

Mais il ne dit rien, moi non plus je ne dis pas. Et je descends du dernier bus sans cadeau, sans guirlandes, toutes mes bougies éteintes.

Peut-être qu'il ne sait pas que c'est Noël bientôt, que mes souliers sont vides, que je voudrais un ours. Que je voudrais l'avoir, lui, comme précieux présent, et que son téléphone aurait changé mes nuits.

Sous nos pas

Comme une pénitente je traverse la plaine aride de ces deux longues semaines où je meurs de faim. Je suis en berne et me traîne de jour en nuit, à me dire qu'il m'oublie, qu'il s'en fiche, qu'il n'est plus, et qu'au mois de janvier je ne le reverrai plus.

Mais janvier est là, il faut reprendre les cours, il faut reprendre le bus et j'ai peur du fini. Il ne me regardera pas, ne me verra même pas, il ne sera pas là, en tout cas pas pour moi.

Mais il est là.

Avec ses yeux qui courent à ma rencontre.

En grande beauté, en immense sourire.

Et avec un cadeau. Pour moi !

J'ai les mains qui tremblent en ouvrant son paquet. Il a pensé à moi, c'est comme s'il m'avait emmenée. À Londres, où il est parti passer les fêtes (quelles fêtes ? c'était la fête ?) et d'où il m'a ramené…

… un bus miniature, tout rouge comme mes joues, contentes à en brûler.

Ça veut dire que pour lui je suis la fille du bus, que nous sommes deux à vouloir beaucoup d'autres matins, que mon rêve est le nôtre, notre histoire un peu vraie.

Et que je peux sortir à mon tour son cadeau, caché au fond de ma poche au cas où il n'aurait pas été là, été lui, caché pour faire comme si je ne rêvais pas à lui. Mais là c'est sans danger puisqu'il s'est dévoilé. Je lui mets le paquet dans les mains et le regarde découvrir le DVD d'un vieux film de Marilyn Monroe, où elle est si touchante et qui s'appelle *Bus Stop*.

C'est si bon son visage de nouveau dans mes yeux, son regard sur moi qui me repeint en clair, son corps qui remplit le vide de ma vie. Ce lui tant attendu dans le bus du matin… et qui descend avec moi de notre bus du soir. Comme si c'était normal. Il a oublié son adresse ?

Il marche et c'est joli de le voir défiler, allonger ses jambes et balancer ses bras. Je le regarde de loin et le surprends qui lui aussi me jette des coups d'œil à la dérobée. Mes pieds sont tout petits à courir près des siens, nos jeans se ressemblent, nos blousons nous cachent pareil. Quand on traverse il me tient le bras, c'est pour me protéger, il a peur pour moi ? Mais s'il y a du danger et qu'il n'était pas là ? Il me laisse près de chez moi mais ce n'est plus chez moi, chez moi c'est avec lui, pourquoi tu pars déjà ?

Il a dit à demain, est parti souriant, j'ai pensé que demain c'était dans très longtemps, et j'ai repris ma route avec mal dans le cœur.

Mais le soir m'endormant j'étais quand même contente, à repasser mille fois notre tout nouveau film, celui où il y a le cadeau, la marche et le bras serré, ces preuves d'existence, ces promesses d'avenir.

Depuis que nous marchons ensemble nous allons bien plus loin, nous allons bien plus vite qu'en deux mois dans le bus. Parce que en marchant on parle, en marchant on se frôle, on se dit plus de choses, on se tait plus profond.

Il a un numéro de téléphone, il me l'a même donné, échangé contre le mien. Mais je n'ose pas l'appeler. J'ai essayé dimanche, son répondeur parlait, je n'ai pas écouté et je n'ai rien laissé. Que faisait-il dimanche au lieu de m'espérer ? Moi je campais tragique attendant qu'il appelle, et il n'appelait pas, et lui n'attendait pas. J'ai commencé à me ronger, que fait-il, avec qui, comment peut-il s'amuser quand moi je suis fébrile ?

Mauvaise nuit pleine de doutes. Dans le bus du matin j'avais petite mine, mais lui était grandiose. Il m'a serré les mains, offert son vrai sourire. Oubliés ma détresse, mes soupçons, ma déroute, je crois tout de lui, tout le bien qu'il me dit.

Ce soir il m'a tenue.

On marchait, il ventait, j'ai eu froid, frissonné. Alors son bras si chaud est venu se poser sur mes épaules et je me suis rapprochée pour ne pas qu'il arrête. Mais il a arrêté, de parler, de marcher, on s'est regardés fort et puis les lèvres frôlées. J'ai mis ma main tremblante dans ses cheveux mouillés, et lui il me tenait et il m'a toute serrée. Si bon de s'embrasser par minuscules baisers, et puis la bouche collée et le corps qui voudrait. Mais qui n'ose pas encore, ça ferait trop de vent, alors on reste tout près et on sent plein quand même.

Comment arrêter ça, quand ça c'est délicieux ? La nuit est tombée, son portable a sonné, et je me suis souvenue que ma disserte m'attendait. Alors on s'est décollés et ça faisait saigner, on s'est dit au revoir et encore au revoir.

Je suis rentrée dîner et un peu travailler. Il m'a téléphoné pour me dire rien du tout, c'était bon à entendre, j'aurais voulu toujours. Je me suis couchée reine, par ses baisers couronnée, et toute la nuit glorieuse je n'ai fait que marcher, marcher à ses côtés et me laisser embrasser.

En touchant

Une chère routine s'est maintenant installée. Le matin dans le bus j'ai les yeux en laser qui le cherchent et se baignent dans les siens quand nous nous sommes trouvés. On se tient contre l'autre, les cahots nous maternent, nous sommes presque endormis puisque c'est comme un rêve.

Puis la séparation, c'est lui qui s'arrache, je reste toute tremblante et comme toujours en manque. La journée à rêver, faire semblant d'écouter, la journée à guetter le soir et nos baisers.

Enfin je le vois qui attend patiemment, il monte et je n'ai plus peur. On se touche un petit peu, on se raconte des choses. On descend rapprochés et on marche lentement, dans la pluie dans le vent dans le soleil couchant. Quand les rues se désertent et que les arbres se serrent, on s'arrête de marcher pour pouvoir s'embrasser. Ça fait chaud dans la bouche, ça fait chaud dans le ventre. Je m'accroche à ses cheveux à ses mains qui me cherchent, nos jambes font des nœuds, nos souffles se précipitent. Je sens entre nous deux une présence sourde, un cœur tout palpitant qui bat au creux de nous. Je voudrais rentrer en lui et que lui soit dans moi. C'est si bon ce qu'on sent qu'on pourrait exploser.

Mais si bon c'est trop bon, parce qu'il faudrait bien plus, il faudrait plus longtemps, il faudrait sans fin. Alors, tandis qu'avec délices je me plonge dans l'instant, il y a cachée dans l'ombre une petite moi fiévreuse, qui se tord les mains en regardant sa montre, compte les secondes à rebours et répète comme une folle que ça va s'arrêter. Elle me gâche le plaisir, m'empêche de profiter. Mais elle a bien raison de tant m'inquiéter, car le temps s'enfuit vite, toujours il faut rentrer. Séparer nos deux corps qui se faisaient du bien, arracher nos deux bouches qui se parlaient si doux, et éteindre le feu qui nous brûlait le ventre.

Heureusement ses baisers continuent même quand on ne se tient plus, je sens encore son corps quand il a disparu. Je rentre dans la maison devenue étrangère, je me sens brillante, radieuse, supérieure. Car je suis celle qu'il embrasse et ça me rend si forte, je suis celle qu'il regarde et ça me rend très belle.

Il me téléphone chaque soir, moi aussi je l'appelle, on se dit « tu me manques », on se tait on respire, on se souhaite bonne nuit à demain à demain, et je pense mon amour mon amour reviens !

En plus du matin et du soir de toute la semaine, nous avons droit maintenant à un bout du week-end. Le samedi quelquefois on va au cinéma, parce qu'il y fait chaud et parce que ça nous cache. Dans le noir ses mains osent plus et moi aussi je veux bien, qu'il cherche à me comprendre, qu'il veuille que je l'apprenne, même si je ne sais pas comment, et que ça me fait peur de le toucher ailleurs.

Il y a aussi le café au café, le Coca au McDo, toutes ces occasions où nos genoux serrés s'agrippent sous la table, se racontent nos envies comme des enfants fous, pendant que nos bouches sages sourient et bavardent très amicalement. Mais nos mains nous trahissent, elles se tiennent trop fort, nos doigts s'entremêlent trop pour que nous soyons honnêtes, il me caresse les ongles, j'effleure son creux de paume, nos mains aussi ont faim, ont soif, nos mains aussi veulent nous.

Nos corps se connaissent bien, bien mieux que nous sans doute, ils se confient des choses, s'entendent et se comprennent. Ce que nous n'osons pas dire, ils l'expriment clairement dans leur langue de sourds-muets, ils parlent de tout notre corps. Ils disent viens encore oh tiens-moi tu es bon, tu es belle je veux plus je veux toi seulement toi, ne me quitte jamais n'arrête pas colle-toi, garde-moi protège-moi ferme tout rentre-moi, ouvre-toi mange-moi je ne pense qu'à toi, laisse-moi ne plus vivre que pour toi, je ne suis qu'avec toi, je ne suis que pour toi.

Les autres

Mais il y a les autres qui frappent à notre porte, qui veulent nous regarder, qui veulent tout savoir. Il faudrait protéger et nous barricader, ne pas laisser entrer, ne rien leur divulguer.

Mais ce n'est pas possible car ils font trop de bruit, ils existent, pas que nous, nous entourent, nous bousculent. Il faut bien distribuer quelques miettes de nous, nous sommes obligés de laisser le monde entrer chez nous.

À la maison ils savent, un peu, et ils questionnent. C'est qui ce garçon toujours au téléphone ? Pourquoi rentres-tu si tard, avec qui sors-tu encore ? Je réponds sans répondre, je ne veux rien donner, mais j'aime leurs questions qui le rendent officiel. Mon frère nous a vus un soir dans la rue, il se moque gentiment de mon copain collant, j'essaie de le faire taire mais prie pour qu'il continue, s'il m'a vue s'il le dit, alors c'est que ça existe, ça devient plus qu'un rêve, ça en devient réel. Parfois ça sort tout seul, j'en parle à ma très petite sœur, qui m'aime simplement et ne veut rien me prendre. Le soir dans le noir blotties dans son lit, elle demande d'une voix somnolente « Il est zentil Mika ? » et s'endort ravie pendant que je lui chuchote comment il est gentil, comment je le chéris.

J'en parle aussi aux filles, les quelques qui sont amies. Elles ont plein de questions et les yeux qui s'animent, c'est qui où ça et quoi, et quand est-ce qu'on le voit ? Je n'aime pas partager, raconter c'est perdre un peu de force, un peu d'intensité, comme si on diluait, comme si je m'égouttais. Mais les mots coulent de moi sans que je puisse les arrêter, parce que dire son nom c'est croquer un bonbon et que parler de lui ressemble à la musique. Et puis ça me fait croire, de nouveau croire en lui. Quand exaltée je psalmodie ma prière de lui, je retrouve la foi, moi qui suis une impie et qui trop souvent doute.

Et lui, parle-t-il de moi à ses amis ? Non pourquoi, s'étonne-t-il, nous on ne parle pas. C'est vrai, j'oubliais, ce sexe-là est muet, ils ne savent raconter que ce qui ne compte pas, ne veulent rien confier ni jamais se livrer.

C'est peut-être mieux ainsi, je ne reste qu'en lui, bien cachée protégée, à l'abri des regards.

Mais non justement, car des regards il y en a. Ne pas parler de moi, mais me montrer, ça va. Certains samedis on retrouve son groupe de copains. Coups d'œil méfiants d'abord, puis francs puis souriants, on échange des bonjours, bientôt on rit ensemble et je me sens acceptée. Alors je m'enhardis et invite mes amies, pour qu'elles me disent après il est beau trop mignon, il te regarde tout le temps, garde-le c'est le bon.

Amies-copains-nous deux, ça fait un nouveau groupe. Souvent nous allons ensemble au cinéma. Assise à côté de Mika, ma cuisse contre la sienne, sa main sur mon épaule qui glisse sous mon aisselle, qui s'égarerait bien, mais il y a les autres. Alors on reste sages, c'est pas grave, on est bien, ça fait comme un cocon. J'oublie l'autour, j'écoute la musique, je rêve à nous deux et c'est mieux que le film. Je tourne la tête vers lui puisqu'il n'y a que lui, mais il ne me voit pas, ses yeux collent à l'écran. Alors je me force à revenir au film et à son héroïne, elle est blonde bien sûr et ses jambes sont fines. Pourquoi la regarde-t-il, serait-ce qu'elle lui plaît ? Est-ce de ça qu'il rêve ? Mais alors moi qui suis si loin de ça, je ne serais qu'un piètre pis-aller, un en-cas en attendant d'autres plus à son goût, des vraies à sa mesure ?

De nouveau je le regarde qui regarde l'écran, il a l'air si parti, avec qui avec qui ? Mes yeux l'appellent si fort qu'il m'entend et se tourne, sourit machinalement, caresse doucement ma main et retombe dans le film. Et moi je me retrouve toute seule dans ce cinéma bondé, la seule à ne pas suivre, à m'en fiche, me ronger. J'attends que la lumière revienne et que ma lumière revienne, qu'il me regarde moi et qu'on reprenne notre film.

Certains samedis soir on va à des fêtes. J'aime bien arriver au bras de mon Mika, comme si c'était normal, comme si tout le monde savait, qu'il y a Mika et moi, qu'on est toujours ensemble, qu'on sera toujours nous deux.

Mais après cette éphémère et superficielle satisfaction d'orgueil, que d'angoisses et d'écueils, que de dangers sournois ! Car autour de nous tournoient les prédatrices, en quête de chair mâle, en quête d'un Mika. Toutes ces filles en -asse qui savent se montrer, qui prennent tout ce qu'elles veulent, qui veulent tout ce que j'ai.

Alors je guette, inquiète, je surveille, le moindre regard doux, la moindre main qui traîne, les démarches languissantes, les conversations qui durent et les silences chargés. Dans les fêtes jamais je ne m'amuse. Je n'écoute pas ce qu'on me dit à moi, trop occupée à capter ce qu'on lui dit à lui. Quand je danse ce n'est pas la musique que je suis, mais son corps qui circule bien trop libre loin de moi.

Il ne fait rien pourtant, il est parfait sans faute, ne touche pas les -asses, ne les regarde même pas, ne danse pas collé, parle avec tout le monde et personne en particulier. Je ne peux rien lui reprocher… sauf qu'il s'amuse, pas moi, il écoute la musique que moi je n'entends pas, il parle à des gens qui ne comptent même pas, il est pour eux, il n'est pas que pour moi. Je ne suis qu'une partie de sa vie, et même si c'est beaucoup, pour moi, c'est pas assez.

Parce que pour moi il est tout, il est toutes mes pensées. Je suis folle, folle de lui, il a pris toute ma vie. Plus personne n'existe, il n'y a que nous deux.

Le feu

Que nous deux aujourd'hui et c'est l'après-midi, dehors le printemps frémit mais nous on est dedans. Personne dans ma maison sauf nous, les clandestins. Les autres sont au travail au collège à l'école, et nous pas au lycée même si on devrait y être. C'est lui qui a proposé, j'ai immédiatement accepté, il n'a rien précisé mais bien sûr je savais.

Nous sommes dans ma chambre et la musique chante, j'ai fermé les volets mais le soleil entre. Allongés sur mon lit nous jouons à nos jeux, mais je sais qu'aujourd'hui les règles vont changer. Et j'ai peur.

J'ai peur de sa bouche qui ne me parle plus, de ses yeux trop fermés qui ne me regardent plus, de ses mains si pressées qui ne me caressent plus mais empoignent et exigent, et cherchent à tout connaître. Peur de son souffle fou, rauque comme celui d'un mourant. Peur de ses jambes qui serrent et me tiennent prisonnière. Peur de mon corps dévoilé que je ne connais même pas, tellement intimidé maladroit si fermé. Peur de sa nudité à lui, trop soudaine et trop crue, je ne suis pas habituée, je ne sais pas comment c'est. Peur de ce secret chez lui, cette dureté douce, têtue et fiévreuse. Peur de cet étranger qui gémit gronde insiste, cherche à se faufiler, s'énerve et veut rentrer, là au fond de chez moi, là où personne ne va, ce qui n'existe même pas et qu'il veut envahir.

Mais ma porte est fermée et je n'ai pas la clé.

La clé c'est la douceur peut-être, et un peu de lenteur. Beaucoup de gentils mots qui calment et complimentent. C'est ses yeux réouverts qui me rappellent son nom, son sourire si aimé qui ranime ma confiance. On se parle un petit peu, il faudrait se protéger. Mais de qui, mais de quoi ? Le danger est dehors, et nous nous sommes neufs, nous sommes nos premiers. Mais quand même, il faut.

Tous ces mots réservés, ces caresses malhabiles, ces regards gênés, c'est mieux, mille fois mieux, que la fausse guerre aveugle qu'on avait commencée. Lentement doucement je le laisse aller. Son souffle s'est emballé, cette fois le mien le suit, tous les deux montent s'emmêlent comme nos corps tendus. La peur a disparu, nous sommes lui et moi, pas deux corps inconnus. Je sens une vague qui me porte vers lui sans ressac ni répit. On dirait une tempête, je veux qu'on fasse naufrage. Je le sens qui grandit et je me sens qui m'ouvre, viens amour viens chez moi là où mon volcan couve, viens brûler me brûler, viens me faire mourir !

Même si ça fait mal…

Après il y avait du sang et j'avais mal au ventre. Il a fallu laver et boire un peu de thé. Il était tout content, un jeune chiot frétillant, moi je me sentais triste, comme si j'avais perdu.

Si je saigne c'est peut-être parce que je suis blessée, qu'il me manque quelque chose, que c'est lui qui l'a pris.

Mais je ne regrette rien. Ni la douleur ni la douceur. J'ai aimé ce feu même s'il m'a brûlée. Car c'était notre feu. Nous partageons maintenant un terrible secret, et notre pacte de sang nous lie à tout jamais.

Il a voulu recommencer mais j'ai refusé net et l'ai gentiment chassé. J'ai besoin de temps calme pour bien assimiler, pour penser tranquillement à ce qui s'est passé. Essayer de comprendre à quoi nous avons joué, que ce n'est pas un jeu, que ça va tout changer. Besoin de m'enfermer en moi et de vérifier si je suis encore moi, comptabiliser ce que ça m'a donné et ce que ça m'a ôté. Me demander si je suis plus riche, ou bien dépossédée. Et commencer à accepter. Que ce qu'il m'a fait ne peut être défait.

Il est entré chez moi, n'en sortira jamais.

Trop

Et tout devient terrible, intense et dramatique. Trop beau, trop fort, trop obsédant, beaucoup trop important.

Je suis comme une corde tendue à en craquer, je passe du rire aux larmes, du rêve au cauchemar. Je veux toujours plus, je veux toujours lui, mais ce n'est pas possible et cela me détruit.

Maintenant que je possède, j'ai peur de perdre. Quand nous sommes ensemble, qu'il me tient dans ses bras, qu'il ne regarde que moi, qu'il m'embrasse et me prend, j'ai peur que ça s'arrête, je pense que ça va finir et qu'il va repartir. Même quand on a du temps je me gâche le plaisir. Parce que ce n'est pas assez, jamais ce n'est assez. Moi ce que je veux, c'est une éternité.

Mais nous deux c'est bien trop beau pour pouvoir durer. Bien trop beau car si sombre, et si désespéré. Je croyais qu'aimer c'était s'envoler. Mais aimer c'est tomber, pas monter, s'enfoncer. Pas le ciel, le gouffre. Pas le soleil, la nuit. Aimer c'est rouge et noir, ça crie au lieu de rire.

Seulement corps en corps je crois et je souris. Quand ses yeux me touchent et que son souffle promet, quand ses mains me trouvent et que son corps m'assaille, quand nous mourons ensemble, je ne pense plus, je vis.

Mais ce n'est pas souvent, car il nous faut le temps, le lieu, la solitude. On y arrive pourtant et à mesure que nous allons vers l'été, à force de répéter, cela devient magique, comme un Noël de mieux en mieux préparé. Avec ferveur nous échangeons nos cadeaux de chair et de sueur. Les premières fois ils sont mal déballés, le papier déchiré, la surprise un peu gâchée par une hâte maladroite. Mais peu à peu nous apprenons à défaire les nœuds, à lisser les rubans, déplier le papier, ouvrir les couvercles, découvrir lentement chaque nouvelle surprise, nous extasier ravis, nous remercier éblouis. Après un peu de temps, ça devient bon l'amour, ça devient même si bon qu'on en voudrait toujours. Plus de douleur, moins de pudeur, du pur bonheur.

Mais dès que ça s'apaise, que nos souffles s'endorment, que nos corps se détachent, alors il ferme les yeux et mon train de détresse se remet en branle. Je suis jalouse de tout, même de son sommeil. Ce n'est pas moi qu'il voit sur son écran de peau. Ouvre les yeux, Mika, je t'en prie ne dors pas, ne m'oublie pas déjà !

Il me parle si peu, ne m'en dit pas assez, ou m'en dit beaucoup trop, ne dit pas ce qu'il faut. Il vit dans le présent, moi je rêve d'avenir, lui il est maintenant, pour moi il faut toujours. Besoin qu'il me rassure, qu'il promette, qu'il me jure. Mais il ne s'engage pas, et j'ai tant de mal à croire.

Et puis il part. Toujours il part. Ou bien c'est moi ? Enfin, on se sépare. Dès qu'il a disparu, je tombe et n'y crois plus, je porte le deuil de nous. Tout le bon est passé, mon présent gémit, et demain demain c'est toujours plus jamais. C'est toujours toute seule que demain je serai.

Car il n'existe plus quand je ne l'ai plus sous les doigts. Il ne téléphonera pas, oubliera le rendez-vous, disparaîtra, comme ça, parti, envolé mort. Peut-être qu'il ne m'aime pas, qu'il aimerait bien une autre, qu'il se moque de moi, ou s'est trompé de moi.

À peine séparés, j'espère le téléphone, j'ai le ventre tout en creux en attendant qu'il sonne. S'il appelle, je revis parce que lui est vivant, et qu'en me parlant il me ressuscite. S'il n'appelle pas je survis, rampante et désolée, m'habituant tristement à l'idée de sans lui. Quand je n'en peux plus, de douleur et de doute, j'appelle en fureur, geins et parfois même pleure. Il me console gentil, me rassure, réconforte. Je me sens mieux après, même si je me sens bête, d'avoir ainsi mendié et de m'être abaissée. Je lui en veux, un peu, d'avoir un tel pouvoir, que moi j'en aie si peu, et tant de désespoir.

Le week-end, quand s'approche l'heure de notre rendez-vous, je n'ai même plus envie, j'ai la tête, le cœur vides, parce qu'il m'a tant manqué et que je vais le manquer. Je me répète fébrile qu'il ne viendra pas, qu'il sera là peut-être mais qu'il s'ennuiera. J'ai si peur d'avoir mal que je m'anesthésie, mais je rate la piqûre et souffre doublement.

Et puis il apparaît, souriant et grandiose, tellement réel que je me réveille, mais tellement désirable que j'ai mal d'envie. Je touche ses yeux et bois sa bouche, malaxe ses mains, me colle à tout son lui. Je voudrais m'oublier en lui, en lui cesser de vivre pour que ma peine cesse, que ma douleur s'arrête. Je ne supporte pas la joie de l'avoir là. Ça me fait soûle, ça me fait folle, à la fois beaucoup trop et beaucoup trop peu.

J'ai mal quand il est là, parce que je veux toujours, que je veux encore plus.

Et mal quand il n'est pas là, parce que ce sera plus jamais, qu'il ne me reste plus rien.

Avec lui ou sans lui, je me languis de lui.

Même cramponnée à lui, j'ai le mal de lui.

Séparés

L'été est arrivé, notre premier été. D'abord le bac français à réviser, à passer, à ne pas trop rater. Puis juillet libéré, piscine et promenades, pelouse du parc, forêt très loin. On s'aime de tout près, collés, hypnotisés. On fait des provisions de caresses et de déclarations, de sentiments et de sensations, pour nous tenir en vie pendant la longue disette d'août. Car il part sur la Côte et moi en Bretagne, on va nous déchirer, nous serons écartelés.

Je pleure mais il faut, les parents l'ont décidé, on doit se résigner. Je pleure mais au fond je suis presque soulagée. Car cette passion m'épuise, je suffoque de tant d'exaltation. J'ai peur de le lasser, peur d'étouffer, besoin de nous décoller, c'est mieux, ça va calmer. Oh je suis si raisonnable avant qu'on nous sépare. J'ai presque hâte de me retrouver seule, sûre de moi, forte de nous. Je n'aurai pas besoin, pas peur, pas mal, ou juste un peu, un joli mal tendre et tellement romantique. Amoureuse mais debout, solide et optimiste.

Ah ah ah.

Je lui dis au revoir, très calme, très grande dame. C'est lui qui a du chagrin et qui s'accroche un peu. Et c'est moi qui console et suis sûre de nous deux.

Le monde est à l'envers !

Mais il se remet vite droit. À peine sur l'autoroute ma belle image de moi, mon fantasme de forte n'est plus qu'une chimère qui se craquelle et m'écroule. Je sens mon manque enfler et le mal me creuser. Je n'ai même plus de souffle, j'entends mes peurs crier. Si au moins il pouvait déjà téléphoner… Là, tout de suite, dès maintenant, à peine séparés. Car je meurs déjà, car déjà je me noie ! Cramponnée à mon portable j'attends et je prie. Appelle, appelle-moi. Et si moi j'appelais ? Pourquoi il n'appelle pas ? À bout d'espoir j'éteins mon téléphone comme on se suicide. Puis rallume juste après, et s'il avait appelé juste quand j'ai éteint ? 123 fébrilement, mais « vous n'avez pas de nouveau message ». Alors désespoir.

Vingt et un jours comme ça ? Mais moi je vais crever ! À ne faire que manquer, à n'être qu'une séparée, une pauvre amputée qui ne sait pas marcher. Et à peine respirer. Je ne tiendrai pas, ne supporterai pas. Je ne peux pas être, sans lui. Je ne peux pas être sans lui !

Et pourtant… je peux. Car il y a la mer qui sait bien me bercer, le vent qui me fatigue et endort mes pensées, les landes qui sont tristes mais avec dignité. Il y a mes parents, énervants, pourtant réconfortants. Avec mon frère ma sœur, je retrouve des fous rires et des jeux de petite.

Et puis autour de nous il y a des gens nouveaux et divertissants, qui me distraient un peu de mon obsession folle. Il y a même des garçons, certains beaux ou mignons, des timides, des marrants, plein, une moisson. Seulement je ne les vois pas, pas vraiment, car toujours en surimpression il y a le visage, le corps de Mika, sa voix qui double la leur, son absence plus forte que leur présence. Il brouille tous mes programmes, mon été est crypté, je ne peux plus rien voir, rien suivre, plus m'évader, c'est lui qui m'a codée et je ne suis plus abonnée.

Je ne regarde personne près de moi, mais j'imagine très loin les filles que lui il peut regarder, des plus minces, plus sexy, des bien plus belles que moi. Bien sûr au téléphone il est pressant ardent, il dit qu'il n'y a que moi et je crois que je le crois. Sur le moment c'est vrai, mais je ne sais pas après. Que fait-il de ses yeux ? Ne pense-t-il encore qu'à moi quand les filles fourmillent ? Combien d'heures par jour m'oublie-t-il ? Et la nuit, avec qui ?

Je bronze un peu, mais là où il est il

fait plus chaud : il a pris tout le soleil. Je nage mais les vagues me rudoient ; là où il est la mer caresse, le caresse. Que la mer ? Je mange mais les crêpes n'ont pas beaucoup de goût ; même la crème de marron me paraît amère. Je lis mais j'ai du mal à croire à d'autres vies. Je joue mais à quoi bon ? Je ne fais que perdre…

Et puis c'est fini, les trois semaines enfuies, on rentre et c'est trop bon, de bientôt le revoir, on rentre et c'est trop dur, de ne pas savoir. Si ça va être bon, s'il va me revenir, s'il va vouloir de moi, et nous recommencer. Follement hâte de voir, de le voir, nous revoir.

Mais mon téléphone sonne pour dire que c'est raté, ses parents veulent rester, son séjour est prolongé. Je ne peux pas le croire, c'est comme s'il me giflait, mes mains le touchaient presque et il s'est envolé, ma bouche prenait la sienne et on me l'a arraché. Je ne peux plus parler, le souffle le cœur coupé, il veut me consoler, il dit que ça ne va pas durer. Mais je ne peux pas répondre, faire celle qui ne saigne pas.

Je ne fais que répéter « Tu ne peux pas me faire ça », il dit « C'est pas ma faute », c'est vrai… mais si c'était ?

Je suis rentrée sans joie, car c'est si seul ici. À quoi bon être bronzée, être jolie, si ce n'est pas pour lui ? Je m'étais programmée pour trois semaines d'attente, je n'ai plus de courage pour ces trois jours de plus. Je ferme tout, refuse de penser. Mais au-dedans ça ronge et brûle tout mon tendre.

Je pars traîner en ville, là où tout le monde va quand il n'y a rien à faire. Sur l'avenue une fille que je n'aime pas me demande : « Tu n'as pas vu Mika ? » Bien sûr que non ! « Ah bon, s'étonne-t-elle. Pourtant il est par là… »

Elle ment, se fout de moi, c'est une blague stupide. Je m'éloigne furieuse, je ne veux pas le croire, mais le doute empoisonné m'inonde, peut-être qu'il est rentré et qu'il me l'a caché, ou bien il est resté et elle veut se moquer. Les yeux pleins de larmes et de colère, je bute dans Maxime qui me dit « Ça ne va pas ? », alors je lui raconte : « Élodie cette idiote dit qu'elle a vu Mika. » « Mais c'est vrai, rétorque-t-il, d'ailleurs il te cherchait ! »

Plus de cœur, plus de jambes, je reste paralysée. Seuls mes yeux fonctionnent, affolés, éperdus. Je ne le vois nulle part, pas là pas là pas là, mais soudain je sens des mains qui me prennent à la taille, j'entends une voix qui souffle doucement mon prénom, je me retourne comme une folle et mon cœur éclate : il est là ! et si beau, bronzé et magnifique. Il est là que pour moi, cela fait trop de joie. En riant il m'embrasse et bafouille : « Je suis rentré plus tôt, je ne pouvais plus attendre, j'ai pris le premier train, je suis passé chez toi, ton frère m'a envoyé ici, tu m'as manqué tu sais, oh tu m'as tant manqué ! »

Et je le crois.

Mon plus beau moment de vie, ce feu des retrouvailles, la joie après la peur, l'amour après le seul. Mika m'est revenu, tout peut recommencer.

Notre folie, l'amour, l'espoir.

Mon désespoir.

Habitude

Et tout recommence.

La même histoire.

Le bus partagé, la marche du soir, le téléphone plus tard. Le samedi nous sortons, le dimanche nous nous voyons. Et quand on peut, dès qu'on peut, dérober une heure ou bien deux, nous nous retranchons dans sa chambre ou la mienne. Si peu de temps et la peur d'être pris, nous nous aimons dans l'urgence et dans la frénésie. Fort.

Mais il n'y a plus que ça de fort. Le reste de notre histoire s'est mis à chuchoter, dans un insidieux mais inexorable decrescendo.

Dans le bus du matin le plaisir de nous revoir ne nous fait plus trembler. Le soir il est souvent pressé, on marche plutôt vite, on se tait bien souvent. Mais pas comme avant pour laisser nos envies s'épanouir : parce qu'on n'a rien à dire. Alors, pour dissiper la gêne et repousser l'ennui, on s'embrasse longuement. C'est toujours chaud en nous, mais ça ne fait pas beaucoup.

Chacun rentre chez soi, le bac à préparer et tant à travailler. C'est pour ça (seulement ?) qu'on téléphone moins. Oh on s'appelle toujours bien sûr, mais plus à dix reprises, on se souhaite bonne nuit mais on ne le dit qu'une fois. Je m'endors en pensant à lui, c'est presque automatique, un petit peu mécanique.

Nous continuons à passer les samedis soir et les dimanches après-midi main dans la main. Mais plus yeux dans les yeux. D'ailleurs les copains sont de presque toutes nos sorties. Est-ce lui qui veut ça, ou est-ce un peu moi ? Aurions-nous peur d'ensemble mourir d'ennui ?

Notre passion s'use, elle brûle à petit feu, elle fuit et perd son suc. Alors qu'on criait, on ronronne, englués dans une routine soporifique. L'orage est aplati, la folie assagie. Parfois, quand je nous regarde, je crois voir des parents. Nous qui sommes si jeunes, nous qui sommes amoureux !

Que s'est-il donc passé ? Quelle sorte de maladie ? Notre amour fou furieux est tout languissant. Agonisant ? Je ne sais pas, je ne veux pas, je ne peux pas croire ça. Que je m'ennuie : avec l'amour de ma vie ! Que je me sois lassée : alors qu'il est mon dieu. Que nous deux soit normal, et plus miraculeux.

Ça ne vient pas de moi, ce mou que je ressens. Ça ne va pas avec moi : donc cela vient de lui. C'est lui qui se lasse et me lasse. Lui qui s'ennuie, et ça m'ennuie. Lui qui est tiède et me refroidit. Lui qui n'y croit plus et m'enlève ma foi. M'enlève l'envie de lui.

Mais moi je ne veux pas de cet amour

minable, tiédasse, parental. Je veux sentir de nouveau le feu, la morsure et le drame, je veux mon cœur qui bat et mon corps qui défaille, les larmes et le besoin, l'extase et le chagrin. Je veux l'exaltation et je veux la passion, à chaque instant de nous, jour et nuit, toute la vie. Je veux brûler souffrir, mais sentir, nous sentir.

Je veux un amour fou, et pas une relation.

Les blessures

Il n'y a plus de danger : c'est bien ça le danger. Il me tient pour acquise, il est trop sûr de moi. Je suis une évidence, un meuble, une certitude. Ça l'endort, ça m'endort : il faut nous réveiller.

Je vais le bousculer et ébranler sa vie, qu'il apprenne le doute, qu'il ait peur du vide. Pour que tout nous reprenne, il faut que lui ait mal.

Alors je me mets à jouer à la froide, à la dure, à celle qui s'en fiche. Mais je sais si mal jouer… Je me sens ridicule à feindre la fille d'acier dont le cœur ne bat pas et les larmes ne coulent pas. Celle qui n'attend jamais parce que c'est l'autre qui attend. La claire la forte la gagnante : la pas moi.

Mais je fais comme si, même si je n'y crois pas.

Je ne téléphone pas et éteins mon portable. J'espère qu'il s'inquiétera, qu'il appellera cent fois. Au bout d'un temps fou, au moins soixante minutes, je rallume, interroge, mais… pas de nouveau message. C'est normal, c'est pas grave, ça veut dire qu'il est fâché, ça marche, faut continuer, le laisser mijoter, ne pas l'appeler, éteindre le portable, ne pas le rallumer…

… mais je ne peux pas. Et s'il avait trop mal ? Et puis moi ça me fait mal ! Alors je rallume, j'appelle et bafouille une excuse, mais il me coupe la parole : « Désolé je ne t'ai pas appelée. T'es pas fâchée ? »

Oh si ! je suis fâchée, que lui ne soit pas fâché, qu'il ait tout mélangé, oublié de s'inquiéter, qu'il n'ait pas attendu, ne se soit pas rongé. Même ça je l'ai raté.

La fois d'après je tiens. Et il ne rappelle pas. Je ne dors pas la nuit, comme après un crime. Mais au matin il est là, comme si de rien n'était. Alors ça n'était rien ? Mais pour moi ça comptait !

Du coup lui aussi se permet d'« oublier ». Est-ce qu'il le fait exprès ? Est-ce pour m'embêter ? Ou bien est-ce qu'il m'oublie sans aucun guillemet ?

Ça ne suffit donc pas, il faut frapper plus fort. Un matin je décide de rater notre bus et de prendre celui d'après, l'ancien bus du retard. Je traîne consciencieusement, marche très lentement, malgré cela j'arrive presque à temps pour celui d'avant. Au loin je le vois s'éloigner sans moi, avec lui dedans, lui sans moi. Et je me sens désolée, toute seule, abandonnée. Comme s'il était mort, ou moi, ou tous les deux. Je voulais le blesser, mais il n'y a que moi qui saigne. Et je lui en veux presque de ce que je lui ai fait.

Un samedi où je devais passer le chercher, je reste à la maison et compte les secondes où il m'attend s'inquiète s'énerve se rend malade.

Malade ? Non. Il appelle, juste un peu

étonné. J'avais soigneusement éteint mon portable pour m'empêcher de répondre. Mais quand le téléphone de la maison retentit, je sais que c'est lui, je reconnais sa sonnerie, je devrais faire la sourde mais je suis obligée d'obéir. Et au bout sa voix chère pas fâchée qui me dit : « Ne boude pas, ne bouge pas, je viens te chercher. » Et ma méchanceté s'envole, comme effacée. Il ne reste que le plaisir d'être en sa compagnie et de lui faire confiance.

Jusqu'à la prochaine peur qui bien vite me recouvre, comme une cape noire étouffante, une vague de haine prête à tuer. Cette fois je n'attends pas, je pars au cinéma avec deux trois copines. Enfermée dans ma rage, je ne vois rien du film, j'attends juste que ça passe, que soit loin derrière moi l'heure du rendez-vous que j'ai fait exprès de manquer.

Cette fois il n'est pas très content, mais pas détruit non plus. Sur mon portable je trouve un message un peu sec, qui me dit de rappeler. Mais comment je pourrais ? Mentir, dire que j'ai oublié ? Je ne sais pas faire ça. Alors j'attends, cent tonnes dans ma poitrine. J'attends abandonnée, en oubliant que c'est moi l'abandonneuse. J'attends toute la soirée, toute la nuit, toute ma vie.

Le lendemain matin il me rappelle enfin, me gronde, s'énerve un peu, et moi je pleure beaucoup. On se retrouve au parc pour nous réconcilier. Je cherche partout sur lui des traces de chagrin. Mais il a l'air normal, il s'en sort presque indemne. Il se remettra vite du mal que je lui ai fait. Il l'a presque oublié. Mais moi, je me suis blessée.

Je n'arrive pas à vivre dans la légèreté.

N'arrive pas à aimer dans la sérénité.

Je ne sais pas comment on fait pour la paix.

La jalousie

Alors je ferme tout, je nous enferme ensemble. Je ne peux pas être sans lui ? Il ne sera pas sans moi. Je deviens la gardienne de notre prison. Je ne profite plus de rien, je ne profite plus de lui. Toujours sur le qui-vive, sur la défensive, je guette sa trahison.

Quand nous sommes dans le bus, j'essaie de garder ses yeux captifs. Le soir il faut qu'on parle, toujours je veux qu'on parle. Les mêmes récriminations, les plaintes, et son silence. Quand on s'embrasse enfin, ses baisers sont amers, ont goût de désespoir. Alors je m'accroche à lui, j'ai des larmes plein la gorge, je lui dis comme je l'aime, je sens comme je l'énerve.

Je l'appelle par surprise, très souvent, tout le temps. Il n'a pas l'air ravi que ça soit encore moi, toujours moi, moi que moi. Je l'appelle sur son fixe, pour voir s'il est chez lui. Et quand il n'y a que son portable qui me répond, j'écoute les bruits derrière, les rires, les voix de filles. Je ne veux pas qu'il s'amuse. Je ne veux pas qu'il vive.

Quand le week-end arrive je me tiens sur mes gardes, car le danger me cerne, tant d'autres qui paraissent attirantes, qui pourraient l'attirer. J'espionne, je surveille. Mais c'est perdu d'avance.

Nos rares intimités ont un côté tragique, est-ce la dernière fois que je me donne à toi ? Je veux qu'on fasse tout, comme avant des adieux, qu'on se goûte entièrement, pour ne pas s'oublier. Je me livre corps et âme, sans frein, sans retenue, pour qu'il me veuille encore, pour lui rester précieuse.

Peut-être qu'il faudrait au contraire

résister, me refuser un peu, le laisser sur sa faim. Mais je ne peux plus feindre, jouer celle qui n'a pas envie, celle qui ne veut pas, moi qui ne veux que lui.

Mais pas lui. Il dit que je l'étouffe, qu'il m'aime mais que nous, c'est beaucoup trop violent et beaucoup trop fermé. Il dit qu'il a besoin de respirer un peu, de prendre du recul, de me mettre en retrait. À son tour il me fait ce que je lui ai fait, mais lui ne fait pas exprès.

Il oublie de me téléphoner, de venir me chercher, il m'oublie en vrai. Quand détruite je l'appelle, il a l'air désolé, s'excuse et trouve toujours une bonne raison à invoquer. Après il fait le gentil pour se faire pardonner, il m'achète un gâteau, m'appelle trois fois de suite, passe toute une soirée à regarder mes yeux. Et puis de nouveau je lui sors de la tête. Je lui sors de la vie ?

En tout cas il sort de mon bus.
Car il s'est acheté un scooter.
Il m'a bien expliqué, a bien argumenté.

Un scooter c'est mieux, c'est classe, ça va plus vite. On peut aller partout, à toute heure, sans attendre, on ne dépend plus du bus…

… mais je suis dans le bus !

Il m'a bien expliqué et j'ai bien tout compris, le peu qu'il m'a dit, le trop qu'il n'a pas dit.

Un scooter ça permet de ne plus attendre sous la pluie un visage qu'on aimait. Ça permet de ne plus retrouver l'autre, l'autre qui tant comptait. Ça permet de ne plus marcher ensemble, ne plus arpenter les mêmes vieilles rues où avant se pressaient des baisers par milliers. Un scooter ça permet d'oublier.

Un scooter ça veut dire lâche-moi, casse-toi, pas toi, ça veut dire je ne t'aime pas, je ne te veux plus près de moi, je ne veux pas d'avec toi.

Sur un scooter il peut enfin être libre, il peut enfin être lui. Me voir de loin ou même ne plus me voir, se sentir séparé, se griser de son vent, être seul, être sans moi.

Un scooter ça veut dire non.

Alors non, je n'y monterai pas. Parce qu'il n'a pas envie, qu'il propose sans vouloir. Parce que je n'ai pas envie : il n'est pas fait pour moi et pas conçu pour nous. Je n'y ai pas de place, je n'y ai pas ma place. C'est le scooter de Mika, d'un Mika inconnu et qui ne me connaît plus.

Tant pis, salut, me jette-t-il vexé. Et il démarre en trombe, tout fier, tout bête, tout beau. Ça me glace le sang, ça me fait mal au cœur. Il a l'air si heureux, et ça ne vient pas de moi ! Il existe sans moi, il s'enfuit, il m'oublie. Ça ressemble à la fin, mais moi, j'ai pas fini !

La trahison

Mais lui, oui.

Parce qu'un scooter ça veut dire, et un après-midi je découvre, horrifiée, par la fenêtre du bus où je me tiens figée, qu'on peut prendre une nouvelle derrière soi et la faire s'envoler, sentir qu'elle se serre, l'entendre rire et crier, et penser qu'elle est mieux que celle qu'on avait.

Je me colle à la vitre, les yeux soudain mouillés, le cœur qui s'effondre, le ventre tout déchiré. Je ne peux pas le croire, Mika ce n'est pas toi ? Pourquoi me fais-tu ça ? Et qui c'est celle-là, où l'as-tu ramassée ? Je ne la connais pas…

… oh mais si, je me souviens. L'autre soir au resto japonais, j'ai vu Mika regarder derrière ma tête une autre tablée. Tu les connais, j'ai dit, ces filles trop bien coiffées ? Oui non enfin un peu, a-t-il bredouillé, il y en a une je crois qui est dans mon lycée. On a continué à manger et à parler, à cause des autres copains, je pouvais mal guetter. Il m'a bien semblé pourtant que ses yeux envoyaient des promesses, posaient une question, attendaient, espéraient. Mais quand je me retournais, personne ne répondait. Et quand elles s'en sont allées, il ne leur a pas parlé, pas même regardé.

Je voulais l'interroger mais pas devant les autres, j'ai donc patienté. Le reste de la soirée s'est déroulé doucement, sans dispute pour une fois, il me parlait tendrement. Alors je n'ai rien dit pour ne pas nous gâcher.

Idiote que j'ai été. C'était déjà gâché.

Car le sourire secret qu'il avait dessiné, que j'avais pardonné, décidé d'ignorer, c'était à elle derrière qu'il était destiné.

À elle qui est là, derrière. Derrière lui,

mon Mika. Qui n'est plus mon du tout, puisqu'il est avec elle. Le bus redémarre et passe devant eux. Mika lève les yeux et me voit qui le vois. Il a l'air gêné, honteux, il a l'air mal à l'aise. Mais moi tu sais je meurs !

Je rentre comme une ombre qui pleure et qui a peur. À peine à la maison il m'appelle, me dit « Il faut qu'on parle ». On se retrouve au parc, celui de nos baisers. Mais on ne parle pas, lui bafouille et moi je hurle, je pleure, je crache des mots qui tuent, et même je supplie. Parce qu'il ne me dit pas ce qu'il faudrait qu'il dise, que bien sûr j'ai rêvé, que ça n'existe pas et qu'il n'aime que moi. Au contraire il s'excuse, essaie de s'expliquer, de me faire accepter, de se faire pardonner. Il me parle de si loin que soudain je le frappe au visage, pour le faire s'arrêter, pour ne plus qu'il soit beau. Pour ne plus qu'il soit. Ma bague verte, celle qu'il m'avait donnée, lui lacère la joue et enfin il pleure, mais ces trois larmes de sang sont les seules qu'il verse. Lentement il s'essuie, me regarde tristement et part sans plus parler, sans même se retourner.

Et moi je reste là, à le regarder me quitter, à me noyer de larmes, à me sentir hurler. Je ne peux pas le croire, mais je sais que c'est vrai. Il ne veut plus de moi, et moi je le déteste. Je voudrais qu'il soit mort, que ce soit moi qui l'aie tué. Et je voudrais être morte, parce qu'il vient de me tuer. Nous sommes devenus une guerre, c'est lui qui l'a gagnée. Il est mon ennemi, je suis celle qu'il oublie.

Alors pourquoi cette furieuse envie de courir et de suivre son dos qui s'éloigne, disparaît, et qui encore m'appelle ?

Mais lui n'appelle pas, plus jamais il n'appelle.

Et moi je ne cours pas, je n'appelle pas non plus. Pourtant j'en meurs d'envie, c'est comme une frénésie, je commence, j'essaie, je fais presque sonner. Mais je m'empêche de force, raccroche, débranche, ravale. Et m'étouffe de mots pas dits, d'amour maudit. Ne pas téléphoner parce que lui n'appelle pas. Ne pas téléphoner parce que je supplierais. Ne pas téléphoner parce qu'il n'existe plus. Alors j'éteins mon téléphone, j'efface son numéro, je me tais, ça me tue. Mais il faut que j'apprenne la leçon du fini, et elle s'apprend toute seule, je dois l'apprendre sans lui.

Mais l'autre, l'autre pour qui il m'a jetée, il doit l'appeler sans cesse puisque sans cesse elle est là, avec lui partout, partout où on allait, au ciné, au café, dans nos rues partagées, et peut-être même au parc des baisers. Je ne veux pas les voir, mais je ne vois plus qu'eux. Ils ont envahi ma ville, mes repères et mes nuits. Je voudrais tant m'enfuir, mais toujours ils me suivent. Et je n'ai plus de paix, et je n'ai plus que mal.

Comment peut-il l'aimer ? C'est la reine des -asses, c'est même pire que ça. Elle est tout mon contraire, donc c'est qu'il n'aimait rien de ce que moi j'étais, puisque maintenant il aime tout de celle-là. Elle qui est si claire, et moi j'étais si sombre, enfin il doit voir clair, et moi si fort je sombre.

Elle a tout ce que je n'ai pas, peut avoir tous ceux qu'elle voit. Alors pourquoi veut-elle le seul que j'avais, pourquoi m'a-t-elle pris le seul que je voulais ?

Et lui, la veut-il, en a-t-il grande envie ? Est-ce qu'il aime la toucher comme moi il me touchait ? Est-ce qu'ils le font en vrai ce que nous on faisait ? Non, ce n'est pas possible, pas ça, pas déjà. Ne le faites jamais ! Sinon moi je perds tout, tout le beau que j'avais, ce qu'il m'avait donné et en quoi je croyais.

En me laissant pour elle il me prend tout, tout le maintenant, tout le demain qui ne sera jamais, mais aussi mais surtout il me reprend l'avant. Rien n'a plus existé de ce qui était si vrai. Tout mon bonheur et mon malheur ont été saccagés, m'ont été dérobés. Il ne me reste rien qu'une honte sans fond, une douleur sans fin, une peine sans nom.

Seule

De nouveau toute seule, le seul habit qui me va.

Il m'a abandonnée, après m'avoir fait croire que je n'étais pas si seule, qu'il y avait de l'espoir, qu'on pouvait être deux et que lui était mien, mon autre, mon aimé, celui qui peut entrer. Que j'ai laissé entrer.

Et qui vient de sortir en claquant ma porte, sans nettoyer ses traces, sans ramasser mes miettes, sans essuyer les larmes ni consoler ma peine.

Avec lui on aurait dit que nous, ça existait. Mais ce n'était pas vrai puisqu'il a disparu. Je l'ai rêvé peut-être, j'ai cru à des histoires, des chimères, des fantasmes, mes rêves qui s'emballaient. Mais la réalité est telle que je la pressentais : on est tout seul sur terre et personne ne m'aime.

Cela je le savais, je le savais par cœur. Je m'étais habituée, pourquoi m'a-t-il menti ? Enseigné une autre leçon de vie, qui parlait de bonheur, de plaisir, de délices ? Riche de partage, d'avenir, de confiance ? Mensonges que ses leçons, en elles rien de vrai. Sinon ça durerait, sinon il m'aimerait.

Et moi je pourrais vivre.

Mais là je n'y arrive pas. Je suis comme un fantôme qui fait semblant d'être moi. Je suis nue sans ses yeux pour me parer, je suis perdue sans ses mains pour me guider. Je n'ai plus de musique depuis que sa voix s'est tue, je n'ai plus de but depuis qu'il s'est enfui. Sans ses caresses il fait froid. Sans espoir que la peur. Sans lui, je ne suis plus.

Jour après nuit je rôde autour de moi et je me traîne en peine. Je fais semblant de vivre, les gestes et les paroles, mais pas l'âme, pas la vie.

Le matin, ouvrir les yeux sur une nouvelle journée sans lumière. Il faut bien se lever, se laver, s'habiller, un peu se maquiller, et tout ça pour personne. Puis partir toute seule seule seule, dans le bus des milliers d'ombres sans chair ni nom, et moi je suis l'une d'elles. Au lycée écouter les cours, des rivières de mots qui coulent et disparaissent. Et puis, pour les copines, faire comme si je riais, comme si je papotais. Rentrer le soir toute seule seule seule, et dans la rue sombre seuls mes bras m'enlacent, et j'en ai bien besoin, car partout il fait froid. À la maison, plonger dans le travail parce qu'il y a le bac au bout et ça me fait un but. Plonger dans la musique, parce qu'elle connaît mon histoire et sait la raconter. Tenter de surnager, flotter, couler, sombrer. Le soir je me noie. Faire bonne figure au dîner, ne pas pleurer dans la soupe. Ne pas sursauter quand le téléphone sonne, ce sont des filles, ou des copains, mais c'est jamais ma vie. Le week-end sortir quand même et faire comme si, comme si on m'attendait, comme si quelqu'un m'aimait. Ou m'enfermer des heures dans ma chambre surchauffée, vouloir me cacher, me sentir enterrée. Souffrir en dedans, étouffer de détresse. Mais surtout ne pas dire, ne montrer à personne, que je suis répudiée, toute seule, abandonnée.

Ma vie me fait trop mal, elle se tord de peine. Mon cœur bat bien trop fort, bien trop vite, en tous sens. J'entends mon souffle fou qui cherche et ne comprend pas. J'ai les oreilles qui sifflent et les mains qui ont froid. Il y a des rats en moi qui me dévorent le ventre. J'ai mal au cœur, à la tête, à la vie. Maman je vais si mal, maman je ne vais plus !

C'est une blessure grave d'où le sang coule à flots. Recroquevillée sur elle, je la tripote sans cesse, me vautre dans ma souffrance. Inlassablement je vérifie qu'elle est bien toujours là, que ça fait toujours mal, je gratte, j'arrache les croûtes, je me refais saigner. J'essaie de l'étancher avec de la solitude, des compresses de mots gentils murmurés à moi-même dans le seul du lit. Je la rince dans de longues larmes qui pour un temps m'anesthésient. Je l'apaise avec du chocolat, réconfortant, indifférent. Mais rien n'y fait, c'est une hémorragie, c'est mon amour qui coule, et c'est moi qui me vide.

Jusqu'à ce que revienne ma colère, terrible, suffocante. Une envie de tuer plus forte que l'envie de mourir. Un besoin de frapper autre chose que l'oreiller. Un cri, un hurlement, injures, imprécations. Une rage énorme qui me soulève et me secoue. Une tempête de sang qui inonde mes yeux et m'aveugle d'une fureur impuissante. De la bile amère coule dans mes veines, ça brûle, ça déchire, ça s'appelle jalousie. J'ai soif de vengeance, tout casser, me détruire.

Mais je ne me venge pas et je ne tue personne. Je me ronge seulement et mange mon poison toute seule.

Je m'enfonce je m'enfonce, le mal n'a pas de fin, je voudrais que ça s'arrête, une trêve, ne plus souffrir, croire quelques instants que je peux exister, que la vie a du goût, du sel, du sucré, que demain arrivera et qu'il ne sera pas pareil, que je serai guérie et que tout ira bien.

Mais ça ne s'arrête pas. On dirait la torture, quelqu'un qui veut ma peau, mes tripes ma tête mon cœur, quelqu'un qui veut m'abattre et que je ne sois plus rien.

Que souffrance.

Reprendre ?

Jours et semaines passent, et la peine s'endort peu à peu. Le souvenir de nous s'éloigne à très grands pas. Je l'ai rêvé sans doute, ce n'est pas arrivé, c'était dans une autre vie, ce n'était même pas moi, ou il y a si longtemps que ça n'existe pas.

Je ne vais pas bien, non, mais je vais. Malgré la douleur fulgurante, le chagrin diffus, les larmes soudaines, cahin-caha je me remets à vivre.

Le bac se rapproche et je ne pense qu'à lui. Et puis aussi un peu au frère de Coralie, qui me regarde si fort que ça réveille un peu, qui a dit à sa sœur qu'il me trouvait jolie, qui voudrait que je l'appelle et qu'on sorte tous les deux.

Mais moi je ne sais pas, je crois que je ne peux pas. Je n'ai pas fini mon ménage, n'ai pas fait place nette. En moi il y a des ruines, des débris, des vestiges. Alors je ne sais pas si on peut rebâtir, s'il est bon architecte, si je veux m'installer. Je crois que je préférerais pour un temps voyager…

Il vaut mieux attendre, ne pas précipiter. Parce que j'ai encore mal même si c'est étouffé. Parce que je pense encore à lui que j'ai tant maudit. Il est toujours partout dans mes yeux, en boule dans mon cœur. J'en suis occupée. Je n'ai pas commencé à pouvoir l'oublier. Pas fini de haïr, alors, comment aimer ?

Et puis le SMS.

Un matin de juin, sur l'écran de mon portable, je découvre ces quelques mots :

J'ai largué mon scooter.

Je veux reprendre ton bus.

Et tout s'arrête sauf mon cœur qui se met à cogner. Je lis relis ces mots tant attendus, mais qui arrivent si tard, est-ce que je n'en veux plus ? En moi se battent comme des forcenés des sentiments violents et contradictoires.

La joie d'abord, intense, pure, insoutenable. Joie de le savoir revenu dans ma vie, envie de le revoir, le serrer, l'accueillir. Tout de suite. Totalement. Envie que ça reprenne, que ça soit comme avant.

Mais ce n'est pas avant…

La fureur ensuite, c'est maintenant seulement qu'il appelle, se rappelle, pense à moi ? Après tant de souffrances, une si folle solitude ? Tant d'heures à attendre, de nuits désespérées ? Il croit quoi, qu'il peut me siffler et que je vais accourir ventre à terre comme un chien (oui) ? Mais non. Qu'il crève de chagrin à son tour, qu'il souffre, se rende malade. Qu'il regrette son gâchis, qu'il rampe, qu'il me supplie.

Satisfaction d'orgueil, car il m'est revenu, il demande, il quémande, il attend ma réponse. Enfin moi qui décide, j'ai repris le pouvoir. Je savoure ma vengeance, alors il l'a larguée ? Pourvu qu'elle souffre à mort (mais les filles comme ça, ça ne sait pas souffrir).

Mais la rage de nouveau m'enfièvre. Ah c'est comme ça, sûrement qu'*elle* l'a largué, alors il se rabat sur moi, un simple pis-aller, en attendant mieux, ou pour la faire bisquer. Peut-être que je ne suis qu'un pion dans leur partie. Je ne veux pas y jouer !

J'ai peur de resouffrir. Alors que j'allais mieux, que je regoûtais à la vie. Il va me piétiner, tout va recommencer, le désir inouï et jamais assouvi, le manque tout le temps, la demande sans cesse repoussée, mais sans cesse reposée, l'attente, pour toute l'éternité.

Soudain me submerge une vague d'exaltation, enivrante, affolante. Oui oui tout de suite amour, reviens et moi je viens, j'oublierai tout, tout le mal pour le bien, je t'aime, aime-moi vite.

Mais ça retombe et je ne sens plus rien, rien qu'une indifférence sèche, un tiède manque d'intérêt, du froid, du rien du tout. Plus besoin de lui maintenant qu'il a besoin de moi. Il est si loin Mika, il est devenu petit, maigre, inconsistant, plus du tout désirable. Je ne le connais pas, je crois que je n'en veux pas.

Mais Mika oh Mika… je t'aimais… je voudrais…

Mika, je ne sais pas.

Alors, qu'est-ce que je fais ? Je réponds, je dis oui ? Je dis non, je l'oublie ? J'attends, je fais la morte ? Quoi que je décide, c'est sûr, je vais souffrir.

Pas d'amour, de l'amour, trop d'amour, plus d'amour… Tout blesse, tout torture.

L'amour, c'est comme la vie.

Pourquoi ça fait mal ?

Table des matières

Collection Romans

Niveau de lecture : CM-6e

Je ne suis pas une fille à papa
texte de Christophe Honoré
illustrations d'Antoine Guilloppé

Lucie a deux mamans. Deux mamans qui s'aiment... Elles ont décidé de révéler à Lucie qui est sa vraie mère. Mais Lucie ne veut pas le savoir.

Mon maître ne ressemble à rien
texte de Sylvie Chausse
illustrations d'Antonin Louchard

Le journal désopilant du quotidien d'une classe de CM2, raconté par les acteurs eux-mêmes... Première de la classe, gros dur ou triplant, ils racontent, à leur manière, la cantine, la visite de l'inspecteur...

Y en a qui disent du mal du maître
texte de Sylvie Chausse
illustrations d'Antonin Louchard

Suite des aventures de la classe de CM2 : la collecte des flacons d'urine, la sortie en car, la séance de cinéma, l'arrivée en classe d'une nouvelle... Le maître est parfois dépassé par les événements.

Le maître se met au vert
texte de Sylvie Chausse
illustrations d'Antonin Louchard

Où l'on retrouve notre classe de CM2, en partance pour une classe verte. Tous nous racontent leur séjour avec un sérieux hilarant : le départ en car et son cortège d'anecdotes, de sacs de vomi, de pique-niques ratés ! Les balades en forêt, le bal costumé et les batailles de polochons !

Papa est à la maison
de Mikaël Ollivier

L'univers d'Élodie s'écroule le jour où elle apprend que son père est au chômage. Elle est alors partagée entre l'angoisse et le bonheur de se rapprocher de son père. Cette période de chômage changera définitivement la vie de famille et les rôles de chacun...

Tu sais quoi ?
de Mikaël Ollivier

Sa vie, Daphné a tendance à l'inventer en fonction de son auditoire. Surtout quand sa famille déménage dans une résidence chic de la banlieue parisienne. À chacun de ses voisins, elle raconte des mensonges différents... Le tout est de ne pas s'y perdre !

Quelques heures de folie dans la vie de Barnabé Rosenthal
de Hubert Ben Kemoun

Qui ne s'est jamais senti abandonné ? Trahi ? Perdu ? Qui n'a jamais joué à se faire peur ? Mais voilà que pour Barnabé, fils du grand artiste international Till Rosenthal, « le jeu » va transformer sa journée en une effroyable et terrible expérience. Celle qui mène de l'autre côté, celui de la folie.

Les autres, ils disent
de François Schoeser
Depuis que Dom n'est plus là, les autres ils disent que l'immeuble est plus tranquille, qu'on est bien débarrassés, que là où il est, il n'est pas près d'en sortir. Oui, mais lui qui nous raconte l'histoire, il sait que Dom, son frère, est aussi gentil, attentif, généreux, qu'il lui manque, qu'il l'aime...

Sous le même signe
De Mikaël Ollivier
« Prenez le large ! Le grand amour pourrait être au rendez-vous ! » et voilà comment Sébastien se retrouve coincé dans une voiture pourrie avec son père. Tout ça parce que son père croit aux horoscopes et les suit à la lettre.

Niveau de lecture : collège

Si même les arbres meurent
de Jeanne Benameur
Dans un couloir d'hôpital, un frère et une sœur attendent... Leur père est dans le coma, entre la vie et la mort. Leur mère est tout entière à sa douleur. L'issue de cette attente insupportable leur apprendra que seul l'amour ne meurt jamais.

L'Inde de Naïta
de Patrice Favaro
Naïta se rend en Inde, retrouver son père qui organise des treks et aide des Tibétains en exil. L'amitié d'un jeune réfugié et la rencontre avec un moine tibétain lui permettront de porter un autre regard sur la vie.

La Vie, en gros
de Mikaël Ollivier
Obésité de catégorie 2... Des mots bien sérieux pour décrire ce qui, chez Benjamin, semblait simplement le signe d'une certaine joie de vivre... Sport, boums, régime... rien n'est simple quand on est gros et que l'on redoute le regard des autres. Et si en plus l'amour s'en mêle !

Fugue en mineure
de Rachel Hausfater
Jeanne a seize ans et demi, porte des jeans et de longues jupes fleuries. Elle veut qu'on l'appelle Jane. En ce début des années soixante-dix, la musique et les livres lui parlent d'une Amérique hippie, où soufflerait un vent de révolte et de liberté. Alors Jane s'enfuit en Californie, affronter son rêve...

Comme un gitan
de Erik Poulet

À dix-huit ans, Matéo sait qu'être le fils d'une *gadjo*, c'est porter les valises du diable. D'un camp gitan à l'autre... Matéo n'a aucun des traits de son père. Un déshonneur qui provoque son exclusion de la communauté.

Au clair de la Louna
de Kochka

Michka et sa cousine Louna ont le même âge mais ne se sont jamais vues. Louna est autiste. Michka rêve de rencontrer sa cousine sans toutefois imaginer combien la rencontre peut être éprouvante. Il faudra deux années à Michka pour accepter de refaire un bout de route avec Louna, tantôt si proche et tantôt si lointaine...

Avec ou sans celte ?
de Yann Mens

Erwan vit dans un village breton sans histoire. Grâce à un manuscrit, les habitants apprennent que leurs ancêtres étaient de redoutables guerriers celtes. Il n'en faut pas plus pour ranimer la fibre celtique d'une partie de la population. Mais le délire patriotique pourrait mal tourner...

Opération chenille
de Stéphane Daniel

Londres, 1947. Au conflit mondial qui s'achève succède une autre guerre, secrète, que se livrent les récents ennemis et les alliés d'hier. Décidée à faire face à ces nouveaux dangers, Jade rêve d'intégrer les services secrets britanniques. Elle a été formée pour cela par son oncle Baltimore...

Opération cobra
de Stéphane Daniel

Des agents secrets nazis, restés en Grande-Bretagne après la Seconde Guerre mondiale, tentent de semer la terreur dans Londres. Ils se heurtent à la Fog Company du colonel Baltimore Meeks : une cellule de contre-espionnage dont Jade, sa nièce, est le fer de lance. Cette fois-ci le temps est compté : il s'agit de neutraliser une bombe qui doit détruire le carrosse de la reine d'Angleterre en route vers son couronnement.

Opération corbeau
de Stéphane Daniel

Trois ingénieurs du département recherches de l'usine d'engrais chimiques Stanford disparaissent mystérieusement en l'espace de quelques mois. Ont-ils été éliminés parce qu'ils en savaient trop... ou qu'ils refusaient de coopérer? La Fog Company, cellule de contre-espionnage du colonel Baltimore Meeks, est décidée à mener l'enquête.

C'est la règle
de Gisèle Pineau

Stéphane a du mal à admettre le divorce de ses parents. Malgré la promesse que rien ne changera, il sait bien que tout va changer.

On l'a prévenu : les femmes divorcées se remarient un jour ou l'autre ! Et quand sa mère lui présente Denis (ou plutôt Denis et sa fille Gina), ce qui bouleverse le plus Stéphane, c'est qu'il est antillais, donc noir...

La Boutique Jaune

de Jeanne Benameur

Marion, quatorze ans, fille unique, vient d'emménager. Dans la rue, La Boutique Jaune, une très vieille boutique fermée depuis longtemps, l'attire, la fascine. Adalbert Lecœur, le vieux voisin anarchiste et brocanteur, lui confie l'histoire bouleversante des anciennes propriétaires...

Folle

de Bernard Friot

Depuis des semaines, la mère de Franck pleure tout le temps, ne prononce plus un mot. Quand elle part pour l'hôpital psychiatrique, Franck la raie de son existence, refusant d'aller la voir, de lui téléphoner. Pourtant il faudra bien qu'il l'admette : sa mère lui manque terriblement, et la maladie se soigne.

Kidnapping

de Jean-Marie Firdion

Cloîtré à la maison pour un banal mal de ventre, Benjamin est seul. Des cambrioleurs débarquent, persuadés d'être tranquilles. Tout s'emballe : kidnapping improvisé, demande de rançon... Benjamin bascule dans un véritable cauchemar. Lorsqu'il est libéré, tout pourrait redevenir normal. Mais non, Benjamin n'arrive plus à dormir, ne veut pas retourner au collège... Que faire de cette souffrance que personne n'entend ?

Le Transfo

de Sylvie Deshors

Installé sur le toit du transformateur, Bô dessine, loin de l'agitation de la ville. Car Bô est sourd. Un jour, il trouve son refuge squatté par Angela, cible désignée d'une bande de garçons qui s'acharne contre elle au collège.

Une île trop loin

de Annika Thor

Victimes des persécutions nazies contre les Juifs à Vienne, les parents de Steffie et de Nelli ont décidé de les envoyer en Suède, à l'abri. Les deux sœurs se retrouvent perdues sur une île au climat rude. Le temps passe, les nouvelles de Vienne se font rares. Et si les deux sœurs ne revoyaient plus jamais leurs parents ? Steffie ne peut l'imaginer...

Fils de Django

de Yann Mens

Alexandre rêve de jouer de la guitare jazz. Pour se payer des cours, il anime avec une bande de papis un orchestre de bal chaque samedi soir. Entre les reprises de Django Reinhardt et celles des standards de rock des années soixante-dix, Alexandre va se révéler plutôt doué...

Léo des villes, Léo des champs
de Jean-Philippe Arrou-Vignod
Léo ne fiche plus rien à l'école. Ses parents envisagent de le mettre en pension, à la campagne. Sa grand-mère le prendrait en charge et, pour le mois d'août, Léo y part, « à l'essai », avec la ferme intention de lui en faire baver un maximum !

Petit homme reggae
de Christian Moire
Kingston, Jamaïque, 1975. Ritchie rêve de disques, de concerts, et de célébrité... Son grand-père le fait embaucher comme cuisinier chez Bob Marley. Ritchie va partager la vie du musicien au sommet de sa gloire, avant de voler de ses propres ailes.

Quitte ta mère
de Jeanne Benameur
Quand on est tout pour sa mère, est-ce que ce n'est pas trop ? Bastien en a assez, il se sent prêt à décider de sa vie. Son départ en vacances, comme chaque année, à La Rochelle chez son grand-père sera l'occasion de faire le point.

Des têtards dans un bocal
de Laila Stien
C'est les grandes vacances et Helene s'ennuie à mourir. L'arrivée de nouveaux voisins apporte un remue-ménage bienvenu. Surtout que Jim, aux cheveux d'un blond si jaune qu'il ressemble à un bouton d'or, lui plaît beaucoup. Prête à tout pour l'approcher, Helene déclenche catastrophe sur catastrophe !

Vol, envol
de Monika Feth
Dans la famille de Dole, on est pickpocket depuis des générations. Freddy, son frère aîné et complice de toujours, annonce qu'il ne veut plus de cette vie hors la loi et tente de persuader sa petite sœur de faire le même choix que lui, mais Dole n'est pas prête.

La Fille aux cheveux courts
de Kochka
Beyrouth, 1976. C'est la guerre. M. Jacques confie la garde de son appartement à Nabil, le temps d'installer sa famille en sécurité à Paris. En réparant un meuble, Nabil découvre le journal intime de Marie, la plus jeune des filles. Il découvre ce qu'elle n'a jamais dit à personne : ses douleurs et ses révoltes secrètes.

La Contrescarpe
de Catherine Sanejouand
Un matin, au petit déjeuner, Coline décide de se taire, de ne plus ouvrir la bouche. C'est le seul moyen qu'elle a trouvé pour briser le silence de ses parents. Car, avant sa naissance, il y a eu une autre fille, Violaine, belle, intelligente, vive, bonne élève...

Cinq

de Marie-Sophie Vermot

Fleur et Will sont jumeaux, complices de toujours malgré leurs différences. Mais Will est victime d'un grave accident ferroviaire. Sévèrement brûlé, il plonge dans le coma. À son réveil ne prononce plus un mot. Les parents pensent que seule Fleur peut ramener son frère vers la vie.

E-den

de Mikaël Ollivier

Dans un monde futur, mais pas si éloigné du nôtre, une drogue d'un genre nouveau plonge ses victimes dans un coma profond : un monde virtuel au réalisme mortel. Goran va mener sa propre enquête et plonger à son tour dans le monde merveilleux d'E-den, avant que le paradis ne se transforme en enfer...

Une heure, une vie

de Jeanne Benameur

Les parents d'Aurélie se séparent et Aurélie ne trouve plus de place pour dire sa peine. Traversée de questions sur l'amour, elle n'a d'issue que dans le mensonge. Le temps du trajet en train qui la ramène chez sa mère, elle s'invente une vie chaque fois différente, toujours tragique.

L'*Étoile de l'Himalaya*

de Patrice Favaro

À Delhi, les gamins des rues mènent une vie de misère, subissent la violence dans des conditions terribles. Pour survivre Mohan devra-t-il lui aussi mendier, voler, toujours se cacher afin d'échapper aux policiers et aux bandes rivales ? Il a la rage de vivre autrement.

Voyage contre le vent

De Peter Härtling

La guerre est terminée. Bernd et sa tante Karla sont coincés dans une petite gare tchèque à attendre qu'un train arrive et les emmène jusqu'à Vienne. Interminables les journées à chercher où se loger, de quoi manger, avec les autres réfugiés, tous allemands comme eux et qui doivent rentrer...

Un boulot d'enfer

de Florence Thinard

Nina et son père meurent dans un accident de voiture. Les voilà anges au paradis... mais pas pour d'éternelles vacances ! Car Nina doit veiller, horreur, sur son ennemie personnelle, l'infâme Priscille Grant.

Zéro, le monde

de Frédérique Martin

La vie c'est pas toujours marrant, et Dominic a bien l'intention de ne pas se laisser faire. Heureusement il y a des rencontres qui vous réconcilient avec le monde. Heureusement il y a, parfois, une fille pour vous chavirer le cœur...

Entre les lignes

de Emmanuel Bourdier

C'est la guerre, dans un petit village du Berry, en zone tout récemment occupée. Alors que la résistance à l'occupant s'organise, de drôles d'attentats anonymes viennent animer le quotidien du village... et celui d'Augustin, onze ans. Qui est donc le résistant fantôme de Bengy ?

Douze choses à faire avant la fin du monde

de Bjørn Sortland

C'est la fin du monde : Therese apprend que ses parents vont divorcer. Et, comme si ça ne suffisait pas, elle prend conscience de sa situation : à treize ans, elle n'a toujours pas de petit copain. Que faire avant que ce monde ne s'écroule pour de bon ?

Niveau de lecture : 3e et plus

Des barreaux plein les yeux

de Marc Cantin

Marie est en prison. Le juge des enfants veut comprendre comment la vie de cette adolescente sans histoire a basculé. Il l'apprivoisera. Elle lui racontera Jérôme, ce garçon plus âgé, leur cavale et sa trahison. Elle lui dira comment on peut vouloir tuer par amour, à treize ans.

L'Amour en chaussettes

de Gudule

Delphine est amoureuse de son prof d'arts plastiques qui leur a fait un cours décoiffant sur le préservatif. Quand elle comprendra que rien n'est possible avec lui, elle trouvera refuge dans les bras d'Arthur avec qui elle vivra sa première expérience sexuelle...

La Danse interdite

de Rachel Hausfater

Perla et Wladek s'aiment. Tous les deux sont polonais mais elle est juive, pas lui. On les sépare. Perla est envoyée aux États-Unis rejoindre son père. Plus tard, elle retourne en Pologne au moment où les Allemands envahissent le pays...

Un jour avec Lola

de Jean-Paul Nozière

Lola joue à remplacer sa mère partie depuis deux ans. Elle emprunte sa garde-robe et mime ses attitudes auprès de son père qu'elle vénère par-dessus tout. Ses allures de femme-enfant préoccupent les services sociaux.

Le Goût de la mangue

de Catherine Missonnier

Madagascar, 1956. Anna se sent mal intégrée dans le cercle privilégié de la jeunesse blanche de l'île, en cette fin de domination coloniale. Avec la rencontre de Léon, les tensions indépendantistes vont faire irruption dans le quotidien de l'adolescente.

Acte II

de Michel Le Bourhis

L'année de la seconde scelle pour Vincent l'adieu à l'enfance : premiers émois, premiers embrasements aussi pour les mots lus ou écrits. Ceux-là mêmes qui poussent son professeur de lettres à quitter l'enseignement pour se lancer dans le théâtre professionnel.

Série noire sur le *Chérie Noire*

de Jean-Paul Nozière

Sur son pauvre rafiot, Philémon Frigo cherche un sujet pour son prochain livre. Pressé par son éditeur, il promet d'écrire en trois semaines la biographie romancée de Jean Philibert Loca, légende vivante de la littérature. Et vogue la galère, sur laquelle l'accompagne Souad, la belle secrétaire touareg...

Vers des jours meilleurs

de Marc Cantin

Zack a seize ans et fume de l'herbe, régulièrement. Il aimerait faire partager à Maïa ces moments où il plane. Il espère que ça les aidera à franchir le pas... à faire l'amour pour la première fois. Un jour on lui propose de passer à autre chose. Des ecstasys d'abord et un peu de cocaïne, en cadeau...

L'Ogre blanc

de Jean-François Chabas

Noraughengi est un géant. Un sommet, quelque part en Asie, que tous les grands alpinistes rêvent de gravir. Nombreux sont ceux qui y ont laissé la vie... Un jour, Aram décide de tenter la conquête du monstre. Son frère Pietr refuse de le laisser partir seul.

Pouvoir se taire, et encore

de Marie-Sophie Vermot

À quel moment peut-on dire que Dina a basculé vers l'anorexie ? Quel a été le déclic ? Est-ce l'opération chirurgicale qui a transformé son visage qu'elle ne reconnaît plus ? Sa première grande déception sentimentale, juste après avoir fait l'amour pour la première fois ? L'attitude de sa mère ? Un peu tout cela ?

Star-Crossed Lovers

de Mikaël Ollivier

Une usine qui ferme, une grève qui éclate, une ville qui s'embrase, et deux adolescents qui s'aiment d'autant plus passionnément que tout et tous semblent vouloir les séparer. Car Guillaume, le fils du patron de l'usine, et Clara, la fille de son délégué syndical, sont aussi, à leur manière, des *star-crossed lovers*, des amants maudits par les étoiles.

La Saison des chamailles

de Véronique M. Le Normand

Ce qui compte le plus pour Lily Blachon, c'est la bande de copains, les rendez-vous dans les cafés, les discussions interminables et essentielles. Et aussi son amitié avec Florian. L'alter ego, le confident, le frère, l'ami, l'indispensable... En le perdant, Lily va brusquement mesurer son attachement à Florian : et si c'était lui, l'amoureux qu'elle cherche en vain ?

Retour à Douala
de Marie-Félicité Ebokéa

Charlotte est une jeune neurologue brillante. Camerounaise, elle a quitté Douala pour faire ses études en France et n'y est jamais retournée depuis. À la mort de sa grand-mère dont elle était très proche, Charlotte rentre au Cameroun de toute urgence. Le corps de sa grand-mère a disparu, volé. Devant la mollesse de la police locale, Charlotte décide de mener son enquête.

À-Pic
de Frank Secka

Dans un séjour aux sports d'hiver, il n'y a pas que le ski. Surtout quand on est le plus jeune du groupe et qu'on découvre tout de l'autre. On apprend vite que dans les paroles, en pensées, entre les corps aussi, on peut s'aventurer hors piste. Des avalanches que l'on déclenche alors, on se relève un peu sonné, un peu plus vieux, un peu plus riche. Plus fort aussi, plus libre. Peut-être différent.

Brooklyn Babies
de Janet McDonald

À seize ans, Raven est déjà maman. Fini ses rêves d'études universitaires qui l'emmèneraient loin de la cité new-yorkaise où elle vit chez sa mère. Baissera-t-elle les bras comme sa meilleure amie Aïcha, elle aussi fille mère, qui lui conseille de vivre d'allocations et de se la couler douce ? Ou s'accrochera-t-elle à ses rêves ?

Top-rondes
de Janet McDonald

Aïcha se la coule douce avec ses deux enfants. Elle habite chez sa mère et touche des allocations, sans s'inquiéter de l'avenir. Mais tout a une fin et Aïcha va devoir effectuer un travail d'utilité publique... Impossible ! Aïcha compte bien s'en sortir à sa manière.

Le garçon qui aimait les bébés
de Rachel Hausfater

Martin aime les bébés. Depuis toujours. Lorsque Louise, son amie, tombe enceinte, elle le vit comme une catastrophe. Mais pour Martin, c'est différent. Cet enfant, même s'il ne l'a pas fait exprès, il l'aime déjà, il l'attend, et fera tout pour le garder.

Des filles et des garçons
Collectif

Onze nouvelles pour parler du regard des garçons sur les filles, des filles sur les garçons. Pour dire l'amour et la violence, les pressions sociales, familiales ou religieuses, le poids des traditions... mais aussi la solidarité et l'amitié. En partenariat avec le collectif « Ni putes ni soumises ».

Route 225
de Chiya Fujino

Eriko part à la recherche de son petit frère, Daigo, qui tarde à rentrer de l'école. Elle le retrouve dans le square de son quartier, mais bizarrement ils n'arrivent plus à rentrer à la maison. Autour d'eux, tout a changé. Où se trouve le monde réel ?

Une poignée d'argile
de Marie-Sabine Roger

De son enfance, elle ne se souvient de rien, ou presque. Son père n'est même pas mort, bien pire, il a disparu, tout lâché. Il les a abandonnées, du jour au lendemain, sa mère et elle. Grisaille et rancœur jamais résolue. Le dessin, la sculpture vont la sauver.

Ci-gît, pour l'éternité
de Jean-Paul Nozière

Éric est mort il y a dix ans, à La Combe-aux-Loups, lors d'un camp pour ados difficiles. Un fait divers tragique : accident de minibus, dix victimes. Alex, qui a à présent l'âge de son cousin Éric lors de sa mort, veut comprendre les circonstances exactes de l'accident.

Faire le mort
de Stefan Casta

Kim et des copains partent passer quelques jours au cœur de la forêt suédoise. Un soir, autour du feu de camp, une dispute éclate. Kim se fait passer à tabac, il est laissé pour mort par ses amis. Comment les choses ont-elles pu en arriver là ? Qu'est-ce qui a poussé les adolescents à commettre un acte aussi terrible ?

Valparaiso
de Bernard Friot

Max n'aime rien ni sa vie ni personne. Seule compte sa sœur aînée mais elle est partie, loin, à Valparaiso, Chili. Max se prétend « zérosexuel ». Pourtant, tout ce qui touche à la sexualité le travaille... La présence de Karima illumine ses journées et hante ses rêves.

Les Fous d'oliviers
Claude Clément

La Bergerie des Pastriers est un havre de paix. La famille cultive les oliviers et élève des moutons. Isabelle y est heureuse avec ses parents et ses frères. Olivier, l'aîné, et son père sont inséparables. Jusqu'à l'accident de moto qui tue Olivier... Le père s'effondre.

La Fille du squat
de Ragnfrid Trohaug

« Je ne suis celle de personne ! » affirme Ida, qui n'accepte pas la mort de son grand-père, avec qui elle avait une belle complicité. C'est alors que surgit Linn, dix-sept ans, les yeux vairons, qui vit dans un squat. Immédiatement, Ida tombe amoureuse. Mais l'amour entre Linn et Ida est compliqué.

Le Quatrième Soupirail

de Marie-Sabine Roger

Dans un pays d'Amérique du Sud écrasé par une dictature, le père de Pablo est enlevé par des soldats. Son seul crime : éditer de la poésie révolutionnaire. Pablo va tenter de s'introduire dans la prison où son père est détenu pour lui murmurer, jour après jour, les vers de la survie.

Le Roman de Noémie

de Véronique M. Le Normand

Lily Blachon est en terminale et découvre les grandes interrogations philosophiques. Elle reçoit par la poste de jolis cahiers blancs, ceux de son arrière-grand-mère, morte l'été précédent. Sur chaque page figure une date, mais les pages sont vierges...

Pourquoi ça fait mal ?

de Rachel Hausfaster

C'est l'histoire d'un coup de foudre dans un bus. D'échange de regards, d'attente... De l'état dans lequel l'amour vous plonge, de l'obsession des retrouvailles, de la peur de tout inventer. Puis l'amour révélé, très vite envenimé par la jalousie, la crainte d'être mal aimée.

CET OUVRAGE A ÉTÉ ACHEVÉ D'IMPRIMER LES YEUX
DANS LES YEUX POUR LE COMPTE DES ÉDITIONS
THIERRY MAGNIER PAR L'IMPRIMERIE RECTO-VERSO
À 91 ÉTAMPES EN MARS 2005 DÉPÔT LÉGAL : AVRIL 2005

Imprimé en France